BEI GRIN MACHT SICH IHR WISSEN BEZAHLT

- Wir veröffentlichen Ihre Hausarbeit,
  Bachelor- und Masterarbeit

- Ihr eigenes eBook und Buch -
  weltweit in allen wichtigen Shops

- Verdienen Sie an jedem Verkauf

Jetzt bei www.GRIN.com hochladen
und kostenlos publizieren

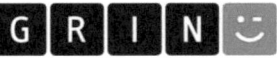

12-RM-Test und ILB-Methode bei einer 19-Jährigen

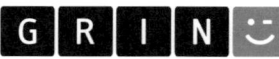

Bibliografische Information der Deutschen Nationalbibliothek:

Die Deutsche Nationalbibliothek verzeichnet diese Publikation in der Deutschen Nationalbibliografie; detaillierte bibliografische Daten sind im Internet über http://dnb.d-nb.de abrufbar.

ISBN: 9783346297655
Dieses Buch ist auch als E-Book erhältlich.

Druck und Bindung: Books on Demand GmbH, Norderstedt Germany
Gedruckt auf säurefreiem Papier aus verantwortungsvollen Quellen

Das vorliegende Werk wurde sorgfältig erarbeitet. Dennoch übernehmen Autoren und Verlag für die Richtigkeit von Angaben, Hinweisen, Links und Ratschlägen sowie eventuelle Druckfehler keine Haftung.

Das Buch bei GRIN: https://www.grin.com/document/956501

Deutsche Hochschule für

Prävention und Gesundheitsmanagement

Einsendeaufgabe

Fachmodul:	Trainingslehre I
Studiengang:	Gesundheitsmanagement
Datum Präsenzphase:	15.06.2020 – 18.06.2020
Studienort:	**Saarbrücken**
Semester:	**Wintersemester 2019**

Inhaltsverzeichnis

1 Diagnose

1.1 Allgemeine und biometrische Daten

Alter	19
Geschlecht	weiblich
Trainingsmotive	Erhaltung der Gesundheit, Körperformung, mentale Zufriedenheit, Verbesserung der Haltung
Berufliche Tätigkeit	Abiturientin, auf der Suche nach einem Studienplatz
Aktuelle und frühere sportliche Aktivitäten	Seit zwei Jahren im Fitnessstudio, circa 3-4 mal pro Woche
Zeitlicher Verfügungsrahmen	4 Trainingseinheiten/Woche

Tabelle 1: Allgemeine Daten

Körpergröße	1,69 Meter
Körpergewicht	56 Kilogramm
Body-Mass-Index	19,6
Blutdruck und Puls	In Ruhe: - RR: 120/70 mmHg - Puls: 90-100 Schläge pro Minute
Allgemeiner Gesundheitszustand	Keine Krankheitsbilder bekannt. Keine Indikation einer regelmäßigen Medikamenteneinnahme. Probandin gibt Rückenschmerzen an.

Tabelle 2: Biometrische Daten und Parameter

Bewertung des Blutdrucks

Gemäß Einstufung der Weltgesundheitsorganisation wird der Blutdruck als optimal bewertet. Die Normwerte lauten in der systolischen Herzphase 120-129 mmHg und in der diastolischen Herzphase 80-84 mmHg. Im optimalen Bereich ist der Blutdruck bei < 120 mmHg systolisch und < 80 mmHg diastolisch.

1.2 Krafttestung

Die ausgewählte Probandin zeigt keinerlei Krankheitsbilder oder jegliche Einschränkungen in Bezug auf ihre Gesundheit. Es wird der Mehrwiederholungskrafttest (12-RM-Test) am Beinstrecker gewählt, um das maximal bewältigbare Gewicht für 12 Wiederholungen zu ermitteln und dieses in den Trainingsplan zu integrieren.

Testablauf

Nach dem allgemeinen Aufwärmen mit einer Dauer von 15 Minuten auf dem Laufband folgt das spezielle Aufwärmen als Prophylaxe gegen Verletzungen des Bewegungsapparates. Der Test wird nach dem speziellen Aufwärmen mit dem „Beinstrecker" durchgeführt. Der Sitz des Gerätes sollte so eingestellt werden, sodass sich das Gelenk vom Gerät sowie das Kniegelenk der Probandin auf einer Ebene befinden. Das Polster für das Schienbein wird mittig eingestellt. Der erste Satz wird mit einem Gewicht von 13,5 Kilogramm mit 12 Wiederholungen durchgeführt. Der subjektive Belastungsempfinden (nach Borg-Skala) der Probandin wird als „anstrengend" kategorisiert. Anschließend macht die Probandin eine zweiminütige Pause. Der zweite Satz wird mit einem Gewicht von 20,3 Kilogramm durchgeführt. Somit hat die Probandin bei dem Mehrwiederholungskrafttest 12 RM ein Ergebnis von 20,3 Kilogramm erzielt. Ein dritter Satz war nicht notwendig, da die Probandin gerade so 12 Wiederholungen geschafft hat.

Übung	1. Satz	2. Satz	Ergebnis
Beinstrecker	13,5 kg	20,3 kg	20,3 kg

Tabelle 3: 12-RM-Test

Schlussfolgerungen für die weitere Trainingsplanung und Trainingssteuerung nach der Individullen Leistungsbild-Methode sind zum einen, dass sich aus dem Ergebnis des 12-RM-Krafttests eine Referenzgröße ergibt. Anhand des Referenzwertes kann man die Trainingsintensität für die Übung „Beinstrecker" in einem Mikrozyklus bzw. Mesozyklus berechnen. Wenn man nach der ILB-Methode geht, so würde man nach jedem Mesozyklus einen X-RM-Test durchführen und somit die Intensität der Belastung dementsprechend anpassen. Ein weiterer Aspekt für die Krafttestung der 12-RM-Methode ist die Möglichkeit der Dokumentation der inter- sowie intraindividuellen Leistungsentwicklung. Im interindividuellen Bereich ist der Vergleich mit Norm- bzw. Referenzwerten gemeint. Die intraindividuelle Leistungsentwicklung kann man anhand von regelmäßig durchgeführten Re-Tests dokumentieren.

2   Zielsetzung/Prognose

Ziel	Hauptziel	Feinziel	Feinstziel
Inhalt	Muskelhypertrophie	Senkung des Ruhepulses	Verbesserung der Körperhaltung
Ausmaß	Aufbau von 2-4 Kilogramm mehr Muskelmasse	Ruhepuls von 100 Schlägen pro Minute in 80 Schläge pro Minute senken	Gerade Haltung des Rückens, vor allem im Alltag
Zeit	12 Monate	12 Monate	Möglichst langfristig

Tabelle 4: Trainingsziele

Hauptziel der Muskelhypertrophie ist damit begründet, dass die Probandin eine Körperformung durchführen bzw. ihre Körperform aufrecht erhalten möchte. Da ihr Trainingsalter schon über zwei Jahre beträgt und sie keine gesundheitlichen Probleme hat, legen wir uns auf eine Zunahme von 2-4 Kilogramm Muskelmasse in 12 Monaten fest.

Der Ruhepuls der Probandin liegt bei 90-100 Schlägen pro Minute. Normwert für den Ruhepuls sind 70-80 Schläge bei Erwachsenen. Der Grenzwert liegt bei 100 Schlägen pro Minute. Der Ruhepuls der Probandin liegt somit oberhalb des Normwertes und knapp unterhalb des Grenzwertes. Den Ruhepuls in 12 Monaten auf 80 Schläge pro Minute zu reduzieren wäre hier ein geeignetes Feinziel für die Probandin.

Bei der gründlichen Anamnese gibt die Probandin an, dass sie durchschnittlich circa an einem Tag pro Woche an Rückenschmerzen leide. Diese seien auf eine schlechte Körperhaltung zurückzuführen. Rückenleiden gehört zu den Volkskrankheiten und ist einer der häufigsten Ursache für eine Arbeitsunfähigkeit. Eine gute Möglichkeit um Rückenschmerzen zu verringern oder sogar zu beseitigen ist ein gutes Krafttraining.

3 Trainingsplanung Makrozyklus

	ILB-Test	1. Mesozyklus	ILB-Test	2. Mesozyklus	ILB-Test	3. Mesozyklus	ILB-Test	4. Mesozyklus
Zyklusdauer		4 Wochen		6 Wochen		4 Wochen		6 Wochen
Spezifisches Trainingsziel		Kraftausdauertraining		Muskelaufbautraining		Kraftausdauertraining		Muskelaufbautraining
Wdh.		20		12		25		10
Einheiten/ Woche		4		4		4		4
Übungen/ Muskelgruppe		5		5		5		4
Organisation		Split		Split		Split		Split
Sätze/ Übung		3		2-3		3		2-3
Intensität		70 % des ILB		80 % des ILB		75 % des ILB		85 % des ILB
Satzpausen		60 Sek.		90 Sek.		60 Sek.		90 Sek.
Bewegungstempo		Langsam bis zügig				Langsam bis zügig		

Tabelle 5: Makrozyklusplanung nach der Individuellen Leistungsbild-Methode

Bezüglich des Gesundheits- und des Leistungszustandes der Probandin finden sich keine Hindernisse für das Training durch die Individuelle Leistungsbild-Methode (ILB-Methode). Das Trainingsalter der Probandin beträgt über 24 Monate, demzufolge befindet sie sich in der fortgeschrittenen Leistungsstufe. Die Individuelle Leistungsbild-Methode ist eine Krafttrainingsmethode, die auf der Basis eines Mehrwiederholungskrafttest (X-RM-Test) beruht. Sie wurde nicht nur für den Fitness- sondern auch für den Gesundheitssport entwickelt (Strack & Eifler, 2005, S. 153). Der X-RM-Test bzw. ILB-Test dient als Grundlage und Referenzgröße für die Berechnung der Trainingsintensitäten (Eifler, 2003) und somit auch der Erstellung des Makrozyklus nach der ILB-Methode. Darüber hinaus stellt das ILB-Grobraster (Haupert, 2007) einen guten Anhaltspunkt für alle Belastungsparameter dar. Zu den Belastungsparametern zählen beispielsweise die Trainingseinheiten pro Woche, die Übungen pro Muskelgruppe, die Sätze pro Übung und die

Intensität. Im ersten und im dritten Mesozyklus wurde ein Kraftausdauertraining im Umfang von vier Wochen bestimmt. Die Kraftausdauer wird als die „Fähigkeit des neuromuskulären Systems, eine möglichst hohe Impulssumme (Kraftstoßsumme) in einer gegebenen Zeit gegen höhere Lasten zu produzieren" (Güllich & Schmidtbleicher, 1999) beschrieben. Mit vier Einheiten pro Woche befindet sich die Probandin in ihrem zeitlichen Verfügungsrahmen. Das Verhältnis zwischen den Trainingseinheiten und den Ruhetagen liegt bei vier zu drei. In Bezug auf den Mikrozyklus würde dies bedeuten, dass man im folgenden Tag der Trainingseinheit eine Pause einlegt. So kann sich die Muskulatur erholen, bevor ein nächster Trainingsreiz ausgeführt wird. Als Anzahl der Übungen wurden zwei pro Muskelgruppe mit einer Intensität von 70 bzw. 80 % des ILB-Testergebnisses angesetzt. Die Intensitäten sollten nur moderat gesteigert werden um einen Leistungsabfall oder ein Muskelversagen zu vermeiden. In diesem Training geht es darum, die Ausdauerleistung mit annähernd gleichbleibender Intensität über einen langen Zeitraum beizubehalten (Miko, 2017). Die Anzahl der Sätze pro Übung wird auf zwei gesetzt, da die Summe aus mehreren Sätzen laut Fröhlich (2003) zu entsprechenden Anpassungseffekten führt als ein Einsatz-Training. Außerdem sei für Krieger (2009) ein Mehrsatztraining für ein Kraftausdauertraining im langfristigen Trainingsprozess unabdingbar. Als Organisationsform wird ein 2er-Split-Training gewählt. Das Split-Training eignet sich gut für Sportler im fortgeschrittenem Leistungszustand, da die Übungen für eine Muskelgruppe pro Trainingseinheit mit mehr Konzentration durchgeführt wird. Zu beachten ist, dass man bis zur nächsten Trainingseinheit für diese Muskelgruppe eine Regenerationszeit von mindestens 48 Stunden ansetzt. So kann man in der nächsten Trainingseinheit eine andere Muskelgruppe trainieren, um weitere Trainingsreize zu erzielen Klostermeier (2018). Um eine Trainingsmonotonie zu vermeiden gestaltet sich die Trainingsplanung in verschiedenen Zyklen. Der Makrozyklus steht für die langfristige Trainingsplanung, der Mesozyklus für die mittelfristige und der Mikrozyklus für die kurzfristige. Die Periodisierung bezeichnet somit die gezielte Veränderung der Trainingsstrukturen innerhalb eines Trainingszyklus (Fröhlich et al. (2009). Innerhalb eines Makrozyklus finden sich mehrere Mesozyklen und innerhalb der Mesozyklen befinden sich diverse Mikrozyklen. Folglich werden laut Eifler (2013) mit jedem neuen Mesozyklus die Belastungsintensität und die Übungsauswahl an den aktuellen Leistungsstand des Sportlers angepasst. Im oben dargestellten Makrozyklus folgen nach jedem Kraftausdauertraining ein Muskelaufbautraining. Somit kann ein abwechslungsreiches Training für die anvisierten Anpassungseffekte stattfinden.

4 Trainingsplanung Mesozyklus

Woche	Spezifisches Trainingsziel	Trainingseinheiten/Woche	Organisationsform	Übungen/Muskelgruppe	Sätze/Übung	Satzpausen	Wiederholungszahl	Intensität	Bewegungstempo
1	Muskelaufbau	4	2er-Split	5	2-3	90 Sek.	12	80 % des ILB	2/0/2

Übungen	Split 1:				Split 2:				
	- Lumbaltrainer - Lat-Zug - Rudern am Kabelzug - Kurzhantel Schrägbankdrücken - Rumpfrotationsgrät				- Beinpresse - Adduktionsmaschine - Abduktionsmaschine - Beinbeuger - Beinstrecker				

Woche	Spezifisches Trainingsziel	Trainingseinheiten/Woche	Organisationsform	Übungen/Muskelgruppe	Sätze/Übung	Satzpausen	Wiederholungszahl	Intensität	Bewegungstempo
2	Muskelaufbau	4	2er-Split	5	2-3	90 Sek.	12	80 % des ILB	2/0/2

Übungen	Split 1:				Split 2:				
	- Lumbaltrainer - Lat-Zug - Rudern am Kabelzug - Kurzhantel Schrägbankdrücken - Rumpfrotationsgrät				- Beinpresse - Adduktionsmaschine - Abduktionsmaschine - Beinbeuger - Beinstrecker				

Woche	Spezifisches Trainingsziel	Trainingseinheiten/Woche	Organisationsform	Übungen/Muskelgruppe	Sätze/Übung	Satzpausen	Wiederholungszahl	Intensität	Bewegungstempo
3	Muskelaufbau	4	2er-Split	5	2-3	90 Sek.	12	80 % des ILB	2/0/2

Übungen	Split 1:				Split 2:				
	- Lumbaltrainer - Lat-Zug - Rudern am Kabelzug - Kurzhantel Schrägbankdrücken - Rumpfrotationsgrät				- Beinpresse - Adduktor - Abduktor - Beinbeuger - Beinstrecker				

Woche	Spezifisches Trainingsziel	Trainingseinheiten/Woche	Organisationsform	Übungen/Muskelgruppe	Sätze/Übung	Satzpausen	Wiederholungszahl	Intensität	Bewegungstempo
4	Muskelaufbau	4	2er-Split	5	2-3	90 Sek.	12	80 % des ILB	2/0/2

Übungen	Split 1:				Split 2:				
	- Lumbaltrainer - Lat-Zug - Rudern am Kabelzug - Kurzhantel Schrägbankdrücken - Rumpfrotationsgrät				- Beinpresse - Adduktionsmaschine - Abduktionsmaschine - Beinbeuger - Beinstrecker				

Woche	Spezifisches Trainingsziel	Trainingseinheiten/Woche	Organisationsform	Übungen/Muskelgruppe	Sätze/Übung	Satzpausen	Wiederholungszahl	Intensität	Bewegungstempo
5	Muskelaufbau	4	2er-Split	5	2-3	90 Sek.	12	80 % des ILB	2/0/2

Übungen	Split 1:				Split 2:				
	- Lumbaltrainer - Lat-Zug - Rudern am Kabelzug - Kurzhantel Schrägbankdrücken - Rückenstrecker				- Beinpresse - Adduktor - Abduktor - Beinbeuger - Beinstrecker				

Woche	Spezifisches Trainingsziel	Trainingseinheiten/Woche	Organisationsform	Übungen/Muskelgruppe	Sätze/Übung	Satzpausen	Wiederholungszahl	Intensität	Bewegungstempo
6	Muskelaufbau	4	2er-Split	5	2-3	90 Sek.	12	80 % des ILB	2/0/2

Übungen	Split 1:				Split 2:				
	- Lumbaltrainer - Lat-Zug - Rudern am Kabelzug - Kurzhantel Schrägbankdrücken - Rumpfrotationsgrät				- Beinpresse - Adduktionsmaschine - Abduktionsmaschine - Beinbeuger - Beinstrecker				

Tabelle 6: Mesozyklusplanung nach der Individuellen Leistungsbild-Methode

In der oben dargestellten Tabelle sieht man die Trainingsplanung der Probandin im vierten Mesozyklus. Das Training basiert auf einem 2er-Split, aufgeteilt in die Muskelgruppen des Ober- und Unterkörpers. Im Makrozyklus wurden für die Probandin vier Trainingseinheiten pro Woche festgelegt, sodass jede Muskelgruppe einer Split-Gruppe pro Woche zweimal angesprochen wird. Hier wird ein intensives und abwechslungsreiches Krafttraining ausgeführt. Der Schwerunkt dieses Mesozyklus liegt hauptsächlich auf Übungen an Geräten, da diese leicht zu bedienen sind und keinen zusätzlichen Zeitaufwand für Vorbereitungen im Sinne von einem Aufbau eines Workouts benötigen. In diesem Mesozyklus steht die Hypertrophie der einzelnen Muskelgruppen im Ober- und Unterkörper im Zentrum. Der Oberkörper befindet sich in der ersten Split-Gruppe, der Unterkörper in der zweiten Split-Gruppe. In der ersten Split-Gruppe werden folgende Übungen im Trainingsplan aufgeführt:

Lumbaltrainer:

Durch die Übung am Gerät „Lumbaltrainer" werden hauptsächlich die Muskeln M. erector Spinae und der M. glutaeus maximus beansprucht (Wastl, 2009). So trainiert die Probandin für die Formung des Gesäßmuskels sowie für die Stärkung ihrer Rückenmuskulatur.

Lat-Zug:

Hier wird überwiegend der M. latissimus dorsi trainiert. Unterstützt wird die Übung unter anderem auch von den Muskeln M. erector spinae, M. biceps brachii, M. teres major und M. rhomboideus major. Diese Übung eignet sich sehr gut zur Stärkung der Rückenmuskulatur. Durch das Ansprechen dieser Muskeln kann es zur Besserung der Haltung kommen und dies wiederum kann Rückenschmerzen vorbeugen. Die Kräftigung der Muskulatur führt zu besseren Ergebnissen in Bezug auf die Linderung der Schmerzen (Weimann, 2017).

Rudern am Kabelzug:

Die Übung „Rudern am Kabelzug" ermöglicht ebenfalls eine Beanspruchung zahlreicher Rückenmuskeln wie zum Beispiel der M. deltoideus pars clavicularis und der M. trapezius. Darüber hinaus wird auch der M. deltoideus pars clavicularis trainiert.

Kurzhantel Schrägbankdrücken:

Bei dieser Übung befindet sich die zu beanspruchende Muskelgruppe ventral. Die Muskeln M. pectoralis major, M. musculus triceps brachii, M. serratus anterior und der M. deltoideus pars clavicularis spielen hier zusammen. Diese Übung soll ausgeführt werden um ein einseitiges Training der Rückenmuskulatur zu vermeiden.

Rumpfrotationsgerät:

Beteiligt sind hier Folgende Muskeln: M. obliquus internus abdominis, M. obliquus externus abdominis, M. quadratus lumborum und die sakrospinale Muskelgruppe. Bei der Ausführung des Rumpfrotationsgerätes wird ebenfalls der vordere Anteil der Rumpfmuskulatur beansprucht.

Durch die oben aufgeführten Übungen der ersten Split-Gruppe wird ein optimales Verhältnis zwischen der vorderen und hinteren Rumpfmuskulatur geschaffen. Außerdem wird durch das Stärken dieser Muskelgruppen die Entlastung der Wirbelsäule gewährleistet.

In der zweiten Split-Gruppe befinden sich folgende Übungen:

Beinpresse:

Bei der Ausführung der Übung mit dem Beinpresse-Gerät werden primer folgende Muskeln beansprucht: M. quadrizeps femoris, M. biceps femoris und der M. gluteus maximus. Diese Übung soll für die Körperformung beitragen.

Adduktionsmaschine:

Ziel bei dieser Übung ist die Belastung der Adduktoren. Adduktoren arbeiten gegensätzlich zu Abduktoren und stabilisieren durch das Training die Hüfte. Außerdem helfen sie die richtige Beckenposition beizubehalten und eine Belastung der Knie und des unteren Rückens zu vermeiden (clever fit, 2019).

Abduktionsmaschine:

Um eine einseitige Belastung zu vermeiden werden hier die Gegenspieler (Antagonisten) der Adduktoren trainiert. Abduktoren sowie Adduktoren zählen zur Gesäßmuskulatur, welche seitens der Probandin bewusst trainiert werden möchten.

Beinbeuger:

Hier werden die Muskeln M. biceps femorismusculus, M. semimembranosus und der M. semitendinosus trainiert um einer Körperformung durch Muskelhypertrophie beizutragen.

Beinstrecker:

Bei diesem Gerät wird der Gegenspieler M. quadrizeps femoris der Übung „Beinbeuger" beansprucht. Sie soll ebenfalls zur Körperformung beitragen.

5   Literaturrecherche

Studie 1:

Durchgeführt von	Zivanovic I., Ewen, S., Böhm, M., Mahfoud, F.
Jahr	2010 bis 2015
Forschungsfrage	Geht ein systolischer Blutdruck unter 120 mmHg im Vergleich zu einem systolischen Blutdruck unter 140 mmHg mit einer Reduktion kardiovaskulärer Ereignisse einher?
Versuchspersonen	9361 Patienten im alter von über 50 Jahren, mit einem systolischen Blutdruck von $\geq$ 130 mmHg und zusätzlich mindestens eine Herz-Kreislauf-Erkrankung, eine chronische Niereninsuffizienz, ein 10-Jahres-Framingham-Risiko-Score $\geq$ 15 % oder ein Alter von >75 Jahren
Versuchsaufbau	Die Versuchspersonen wurden randomisiert entweder der Therapiegruppe mit einem Zielblutdurckwert von systolisch < 140 mmHg oder < 120 mmHg zugeteilt. In der Gruppe mit den niedrigen Zielblutdruckwerten wurden die Patienten nach einem standardisierten Verfahren mit blutdrucksenkenden Medikamenten behandelt.
Relevante Ereignisse und Schlussfolgerungen	Die Studie wurde am 11. September 2015 (ca. 2 Jahre vor geplantem Studienende abgebrochen da sich in einer Zwischenauswertung eine Überlegenheit des niedrigen Zielblutdrucks zeigte. So gab es in dieser Gruppe fast ein Viertel weniger Todesfälle und fast ein Drittel weniger kardiovaskuläre Ereignisse als in der Zielblutdruckgruppe < 140 mmHg. Somit war es für das Monitorisierungskommitee ethisch nicht vertretbar, die Studie fortzuführen.

Tabelle 7: SPRINT-Studie

Studie 2:

Durchgeführt von	Fikenzer, S., Winkler, R., Fikenzer, K., Falz, R., Tegtbur, U., Schulze, A., Maiwald, M., Hoppe, St., Busse, M.
Jahr	2006 bis 2007

Forschungsfrage	Inwieweit besitzen familiäre Erkrankungen und Stress Einfluss auf den Blutdruck?
Welche Versuchspersonen?	1000 Studierende der Universität Leipzig
Versuchsaufbau	Messung des Ruheblutdrucks und des Ruhepulses sowie die Erfassung der biologischen Daten und der Familienanamnese.
Relevante Ereignisse und Schlussfolgerungen	Der größte familiäre Einfluss auf den systolischen und diastolischen Blutdruck der untersuchten Studenten hat das Vorliehen einer Hypertonie bei Eltern. Andere oder zusätzliche Erkrankungen der Eltern zeigen nur zum Teil einen Einfluss auf die Blutdruckwerte der Studierenden. Eine positive Familienanamnese hat einen großen Einfluss auf den Blutdruck der Kinder. Eine frühzeitige Blutdruckmessung zur Erfassung einer potenziellen Hypertonie scheint bei bisher gesunden jungen Erwachsenen besonders dann sinnvoll, wenn eine positive Familienanamnese vorliegt.

Tabelle 8: Einfluss des Risikofaktors Familienanamnese auf den Blutdruck bei Studenten der Universität Leipzig

6   Literaturverzeichnis

Blutdruck Daten. Zugriff am 03.07.2020. Verfügbar unter https://www.blutdruckdaten.de/lexikon/blutdruck-normalwerte.html

Clever Fit. (2019). Warum du Adduktoren und Abduktoren trainieren solltest. Zugriff am 30.06.2020. Verfügbar unter https://clever-fit-giesing.de/warum-du-adduktoren-und-abduktoren-trainieren-solltest/

Eifler, C. (2013). Empirische Überprüfung der Effekte verschiedener Ansätze zur Intensitätssteuerung im fitnessorientierten Krafttraining. Dissertation. Philosophische Fakultät III der Universität des Saarlandes. Saarbrücken. URL: http://scidok.sulb.uni-saarland.de/volltexte/2013/5573

Fikenzer, S., Winkler, R., Fikenzer, K., Falz, R., Tegtbur, U., Schulze, A., Maiwald, M., Hoppe, St., Busse, M. (2009). Einfluss des Risikofaktors Familienanamnese auf den Blutdruck bei Studenten der Universität Leipzig. Institut für Sportmedizin/Sportmedizinische Ambulanz der Universität Leipzig. Sportmedizinisches Zentrum der Med. Hochschule Hannover. Klinik für Kardiologie, Herzzentrum, Universität Leipzig.

Fröhlich, M. (2003). Eine empirische Studie zur Methodik des Kraftausdauertrainings. Inauguraldissertation. Johann Wolfgang Goethe-Universität. Frankfurt am Main.

Fröhlich, M., Müller, T., Schmidtbleicher, D., Emrich, E. (2009). Outcome-effekte verschiedener Periodisierungsmodelle im Krafttraining. Deutsche Zeitschrift für Sportmedizin, Jahrgang 60, Nr. 10.

Güllich, A. & Schmidtbleicher, D. (1999). Struktur der Kraftfähigkeiten und ihrer Trainingsmethoden. Deutsche Zeitschrift für Sportmedizin, 50(7+8), 223-234.

Haupert, M. (2007). Zur Belastungsbestimmung im fitnessorientierten Krafttraining. Disseration. Philosophische Fakultät der Universität des Saarlandes. Saarbrücken. URL: https://d-nb.info/985809981/34

Klostermeier, T. (2018). Split-Training: Die richtige Aufteilung und Apps für eurer Krafttraining. Curved Be part of smart. URL: https://curved.de/tipps/split-training-die-richtige-aufteilung-und-apps-fuer-eurer-krafttraining-638220

Krieger, J. W. (2009). Single versus multiple sets of resistance exercise: A meta-regression. The Journal of Strength and Conditioning Research, 23(6), 1890–901. URL: https://www.researchgate.net/publication/26723843

Miko, H. -C. (2017). Individuelle Trainingsberatung. Wien: Manuelle Medizin.

Strack, A. & Eifler, C. (2005). The individual lifting performance method (ILP) –a practical method for fitness-and recreational strength training. In J. Gießing, M. Fröhlich & P. Preuss (eds.), Current results of strength training research (pp. 153-163). Göttingen: Cuvillier.

Wastl, P. (2009). Projekt: Fitness- und Gesundheitstraining (Teil 2: Muskelfitness). Rumpf: Anatomie und Training. Bergische Universität Wuppertal. Wuppertal. URL: https://www.itps.uni-wuppertal.de/fileadmin/itps/Wastl/Fit-06_Rumpf.pdf

Weimann, A. (2017). Die Wirksamkeit von Pilates bei unspezifischen Rückenschmerzen. Fitness Management. Zugriff am 30.06.2020. Verfügbar unter https://www.fitnessmanagement.de/gesundheit/die-wirksamkeit-von-pilates-bei-unspezifischen-rueckenschmerzen

Zivanovic I., Ewen, S., Böhm, M., Mahfoud, F. (2015). Neue Studien zur Hypertonie. Kardiologie up2date 11.

7   Tabellenverzeichnis

BEI GRIN MACHT SICH IHR WISSEN BEZAHLT

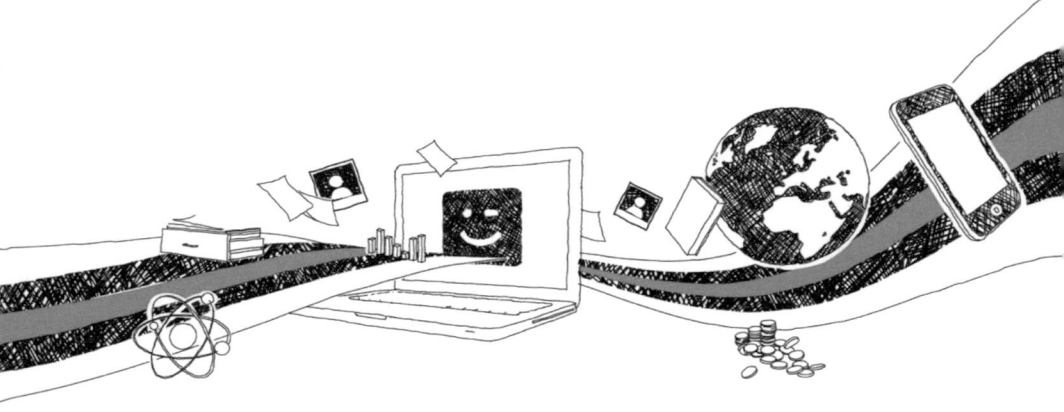

- Wir veröffentlichen Ihre Hausarbeit,
  Bachelor- und Masterarbeit

- Ihr eigenes eBook und Buch -
  weltweit in allen wichtigen Shops

- Verdienen Sie an jedem Verkauf

Jetzt bei www.GRIN.com hochladen
und kostenlos publizieren

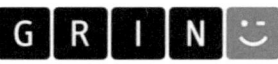